AF460729

CONSIDÉRATIONS

SUR

LA FIÈVRE JAUNE.

De l'Imprimerie de DEMONVILLE, rue Christine, n° 2.

CONSIDÉRATIONS

SUR

LA FIÈVRE JAUNE,

PAR LE BARON D. J. LARREY,

Chirurgien en chef de l'hôpital de la Garde Royale, l'un des anciens inspecteurs généraux du service de santé militaire, premier chirurgien de la grande armée en Russie, en Saxe et en France, pendant les années 1812, 1813 et 1814, membre honoraire du conseil de santé des armées, commandeur de l'ordre royal de la Légion d'honneur, chevalier de l'ordre impérial de la Couronne de fer, membre de l'Institut d'Égypte, de l'Académie royale de Médecine, et de plusieurs Sociétés académiques, nationales et étrangères.

A PARIS,

CHEZ COMPÈRE JEUNE, LIBRAIRE,

RUE DE L'ÉCOLE DE MÉDECINE.

1821.

CONSIDÉRATIONS

SUR

LA FIÈVRE JAUNE.

Extrait du JOURNAL COMPLÉMENTAIRE du *Dictionnaire des Sciences médicales* (38e Cahier, août 1821; tome x).

L'ÉTAT d'incertitude où l'on est actuellement sur le vrai caractère de la fièvre jaune, et sur sa nature contagieuse, m'a engagé à communiquer aux médecins qui s'occupent de la solution de ce problème, le précis d'un Mémoire que j'avais tracé en 1819 à l'un de mes anciens disciples, M. le docteur Pambrun (de Bagnères), qui se rendait à la Havanne, pour s'y établir. En lui donnant cette notice, je n'ai eu d'autre intention que celle d'être utile à mon compatriote, de lui transmettre les idées que je m'étais faites de la nature de cette maladie, et celles que j'avais acquises sur le mode de traitement qui m'avait paru le plus efficace.

L'accueil favorable que la Société de médecine de la Nouvelle-Orléans a fait à ce Mémoire, qui lui avait été adressé, m'a décidé à le laisser insérer dans ce Journal.

Je reproduirai cette notice, à quelques réflexions près, telle que je l'avais donnée à M. Pambrun ; je n'y mets aucune prétention, et n'ai d'autre désir que celui de fixer l'attention des médecins voyageurs qui sont à même de voir des fièvres typhodes endémiques à certains climats, et toute espèce de fièvres exanthématiques. Les réflexions que je me suis permises sur la nature et la marche de celle qui est désignée sous le nom de *fièvre jaune*, sont moins le résultat des recherches que j'ai faites, que le fruit de l'expérience que j'ai acquise, soit près des blessés du siége du Caire, en Egypte, en 1800, où une fièvre bilieuse, très-intense, que j'ai jugée être de même caractère que la fièvre jaune, aggrava les plaies de nos soldats et en fit mourir un grand nombre (1), soit dans les diverses contrées de l'Europe,

---

(1) Sur six cents blessés que le siége du Caire et la prise de Boulâq nous avaient donnés, deux cent soixante furent victimes de cette maladie ; car les blessures n'annonçaient devoir être mortelles par elles-mêmes que chez un très-petit nombre d'entre eux. (*Voyez* le

près d'autres malades, atteints d'affections du même genre, ou de phlegmasies particulières, portant leurs principaux effets sur les membranes séreuses des viscères abdominaux.

Je n'entrerai dans aucun détail sur la description de ces maladies, et je m'abstiendrai de toute érudition à leur sujet, attendu que le lecteur peut satisfaire sa curiosité sur ce point, en parcourant le très-grand nombre d'ouvrages publiés depuis un demi-siècle sur tous les genres de typhus; je me bornerai donc à l'exposé fidèle des considérations tracées dans ce Mémoire.

Je pense que le typhus ictérode, ou la fièvre jaune, consiste principalement dans une phlegmasie plus ou moins intense, établie d'abord dans les membranes séreuses de l'appareil biliaire et intestinal, d'où l'irritation se propage ensuite dans les autres tissus de ces mêmes viscères, et s'étend successivement vers les membranes pulmonaires et cérébrales. Une sorte d'éréthisme précédé de frissons et d'horripila-

---

Mémoire sur la fièvre jaune, dans le tome II de mes Campagnes, page 18.)

tions, s'empare de ces appareils séreux : mais le foyer du mal paraît se concentrer dans le tube intestinal, qui entre aussitôt dans un état de contraction maladive avec mouvement antipéristaltique, qui se prolonge graduellement jusqu'à l'estomac. Ce premier état morbide se caractérise par une douleur vive et brûlante à l'épigastre, par des coliques, des vomissemens d'abord de matières alimentaires contenues dans ce dernier viscère, puis de matières bilieuses, et vers la fin, de matières sanguines; la fièvre s'allume; le pouls est vibrant, serré; des douleurs constrictives se déclarent aux hypocondres et à la région précordiale. Le malade a la tête serrée et douloureuse, les conjonctives injectées, les iris resserrées; une chaleur sèche et brûlante se manifeste à la peau, qui se colore bientôt d'une teinte jaune orangée plus ou moins intense ; chaque vomissement est suivi de soif ardente, d'anxiété pénible et de gémissemens; il y a suppression d'urine et constipation opiniâtre ; le bas-ventre est douloureux et tuméfié, et les douleurs sont augmentées par la plus légère pression exercée sur sa surface. Tel est en général le caractère de la première période de cette maladie (période inflammatoire).

Si l'art ne peut enrayer la marche de cette inflammation intense, ou si la nature n'en fait pas avorter les effets par une crise spontanée, les vomissemens continuent et deviennent sanguinolens. La membrane muqueuse étant injectée par l'effet de l'engorgement inflammatoire des autres membranes, tombe dans un état de stupeur, et les ramuscules veineux qui forment les villosités de cette première membrane s'ouvrent par l'effet d'une ulcération ou d'une affection gangréneuse, qui s'en empare; de là résulte l'effusion d'un sang noir et carbonisé; des invaginations se forment souvent dans plusieurs portions du tube intestinal, comme dans le choléra-morbus, qui n'est, selon moi, qu'une variété de la fièvre jaune; et le sujet ne tarde pas à périr, ou bien le mouvement antipéristaltique cesse par l'effet d'un collapsus survenu tout à coup; un flux dyssentérique s'établit aussitôt, avec ténesme et prostration; des mouvemens nerveux se manifestent dans les membres, avec des soubresauts dans les tendons; la respiration devient laborieuse, pénible; les palpitations du cœur sont fréquentes; l'anxiété augmente; la tristesse et la terreur s'emparent du sujet, d'autant plus vite qu'il conserve ordinairement jusqu'au dernier instant l'intégrité de ses fonctions sensitives et mentales; car l'irritation sympathique paraît se borner aux membranes fibreuses de l'extérieur de la tête et à la dure-mère; le cerveau reste intact: enfin, bientôt après ces symptômes, la gangrène s'empare des parties les plus engorgées et frappées de stupeur : l'adynamie fait des progrès et termine les jours du malade.

A l'autopsie cadavérique, ainsi que je l'ai observé en Egypte, l'on trouve: 1° une plus ou moins grande quantité de sérosité roussâtre, épanchée dans les cavités abdominale et thorachique; 2° les épiploons et les viscères contenus dans l'abdomen sont enflammés et parsemés de taches gangréneuses, et c'est principalement sur la membrane péritonéale que se concentrent les effets de cette phlegmasie; 3° le foie participe constamment de cette affection morbide, et il n'est pas rare de rencontrer dans sa propre substance des foyers purulens; les viscères des autres cavités n'offrent ordinairement rien de pathologique.

Telle est la marche de ce typhus, lorsqu'il est aigu; mais il peut présenter beaucoup de variations dans sa nature, sa marche et ses résultats. Si la fièvre jaune est précédée de quelque solution de continuité à la surface du corps, surtout dans les parties blanches ou fibreuses, la gangrène s'y développe promptement, et fait les progrès les plus rapides (1); quelquefois il se déclare spontanément, dans les régions inguinales, sur la ligne blanche, ou au bas des aines, vers les lieux où les feuillets du péritoine communiquent par des adhérences intimes avec les aponévroses de ces régions, des charbons ou des pétéchies, qui diffèrent

---

(1) En Egypte, le développement et la marche de cet accident étaient tellement rapides chez les blessés que j'ai désignés, que, dès le premier jour de l'invasion, ou le deuxième au plus tard, la plaie était frappée de gangrène; tous les symptômes mortels se déclaraient dans les douze premières heures qui suivaient l'accident, et les malades périssaient le deuxième ou le troisième jour. C'est l'invasion subite de cette mortification et ses progrès effrayans, qui avaient fait croire à quelques personnes de l'armée, surtout aux soldats, que les balles étaient empoisonnées. Il ne fut pas difficile de les dissuader, mais il ne fut pas aussi aisé d'arrêter les effets de la maladie. (*Voyez* le Mémoire cité.)

peu de ceux de la peste : il se présente plus rarement des bubons.

La cause immédiate de cette maladie nous a paru exister dans la transposition brusque ou subite du principe de la transpiration cutanée : à cette cause se joignent sans doute des miasmes très-subtils, délétères, qui sont humés ou absorbés par les pores de la peau, les voies de la respiration ou de la déglutition. Ces principes se portent directement, par leur expansibilité, sur les membranes séreuses du bas-ventre, et en général sur les appareils parenchymateux de cette cavité, à l'instar du rhumatisme (1).

Les causes prédisposantes, qui sont endémiques ou circonstancielles, se rapportent à la nature des climats : ceux qui sont chauds, humides et marécageux, sont très-propres à produire cette maladie; tels sont

---

(1) Chez le petit nombre de personnes qui périrent en Espagne, lors de notre première campagne, de la colique rhumatismale de Madrid, nous trouvâmes, à l'autopsie de leurs cadavres, les membranes muqueuses des intestins intactes et sans la moindre trace d'inflammation, tandis que les intestins étaient météorisés et enflammés à leur surface péritonéale. (*Voyez* le Mémoire sur cette colique, au tome III de mes Campagnes.)

les Antilles et les bords méridionaux des îles ou continens des régions équatoriales, et généralement toutes les contrées où l'on passe brusquement d'une température très-chaude et humide qui existe pendant tout le jour, à une température très-basse, qui se manifeste pendant les nuits. Les foyers d'infection contribuent beaucoup au développement de ce genre de typhus, comme à celui de toutes les fièvres éruptives. Ces causes réunies dilatent les tissus de l'animal vivant, en affaiblissent les propriétés vitales, et prédisposent les organes aux engorgemens et aux spasmes nerveux. Les membranes séreuses du bas-ventre sont les parties les plus accessibles à l'action de ces causes; c'est dans leur tissu serré que le principe morbide paraît s'arrêter, et y produire graduellement, ou tout à coup, l'irritation et l'inflammation dont j'ai parlé. L'intempérance, la perte immodérée de la liqueur prolifique, principal véhicule des forces de la vie, et surtout l'abus des liqueurs alcooliques et fermentées, sont autant de causes qui concourent avec les premières à produire les mêmes résultats. Ces substances portent moins leurs effets sur les membranes muqueuses qu'elles touchent immédiatement, que sur celles d'un tissu serré et nerveux, dans lesquelles l'irritation se concentre facilement, ou vers lesquelles les vapeurs alcooliques se portent complaisamment, sans doute par une sorte d'affinité qu'on ne saurait expliquer. Il est certain que les personnes qui se livrent à l'ivrognerie périssent ordinairement de péritonite, de pleurésie et d'hydropisie intérieure, tandis qu'on trouve ordinairement les membranes muqueuses saines et intactes (1).

---

(1) Je me rappelle qu'en Egypte, à défaut de vin, on donnait à nos soldats double ration d'eau-de-vie du pays; et c'est à l'usage immodéré de cette boisson que nous avons cru devoir attribuer dans cette circonstance l'atrophie des testicules (*voyez* le Mémoire sur cette maladie dans ma Relation chirurgicale de l'armée d'Orient); et, chez aucun des soldats atteints de cette maladie, nous n'avions jamais remarqué la moindre affection qu'on pût rapporter à l'altération des membranes muqueuses des intestins : ainsi, j'ai lieu de croire, par rapport à la fièvre jaune, que l'usage immodéré de cette liqueur alcoolique, joint à l'insalubrité des lieux où nous étions, et au caractère pernicieux de la saison, que j'ai désignée sous le nom de

Maintenant que j'ai donné un aperçu du caractère, du siége, des effets et des causes principales de cette cruelle maladie, je vais essayer de reconnaître cette propriété contagieuse, dont l'existence est contestée par les uns, et c'est le plus grand nombre, et exagérée par beaucoup d'autres, autant pour sa communication ou sa propagation, que pour sa durée ou sa stabilité dans les *organisations.* (Expression du docteur Pariset.)

Pour se faire une idée de la nature des virus contagieux des diverses maladies communicables, et arriver à la connaissance de celui de la fièvre jaune, s'il existe réellement (autant que nos sens et notre intelligence nous permettent d'apprécier ces virus), il faut les envisager sous le rapport de leurs propriétés et de leurs effets.

Les idées lumineuses que le célèbre Hildebrandt a jetées sur ce point de pathologie me serviront beaucoup à rectifier celles que

---

morbide, a contribué au développement de cette péritonite aiguë qui s'est déclarée chez nos blessés, et qui a présenté en même temps tous les phénomènes de la fièvre jaune.

m'ont suggérées les recherches et les observations que j'ai faites sur la nature des maladies contagieuses en général, et en particulier sur celles de la peste et de la fièvre jaune.

Je distingue ces virus en deux classes : dans la première, je comprends ceux dont la nature nous paraît fluidiforme, qui sont propres à rester latens dans l'économie vivante, pendant un laps de temps plus ou moins considérable ; et, si l'on ne peut démontrer par l'analyse leurs propriétés physiques ou chimiques, leur présence se manifeste dans cette économie par leurs effets relatifs, et leur communication par le contact. De cette classe sont les virus syphilitique, variolique, vaccin et rabiéique.

Le premier, qui peut rester chez l'individu pendant tout le cours de sa vie et passer même dans le produit de la conception, paraît avoir beaucoup d'affinité avec les appareils lymphatiques glanduleux et osseux ; il fait attraction à des additions du même principe, si l'individu s'expose à de nouvelles absorptions, de manière à en développer et en augmenter les effets. Son spécifique est le mercure, qui le neutralise ou l'expulse de l'économie vivante; il est éminemment contagieux, et se reproduit à l'infini.

Le deuxième, ou variolique, dont la nature nous est absolument inconnue, paraît également rester latent chez les individus, et avoir de l'affinité spécialement avec les tissus muqueux et dermoïde : les individus qui en ont été atteints n'y sont ordinairement plus sujets. Le troisième, ou le virus vaccin, paraît avoir une identité parfaite avec le variolique. Ils sont modifiés, et peuvent être neutralisés par les préparations mercurielles, et notamment par le calomélas.

Le virus rabiéique, d'une nature plus subtile que les premiers, mais inconnue, paraît avoir plus d'affinité avec les nerfs, ou se porter de préférence sur le système nerveux, dans lequel il peut rester latent plus ou moins long-temps, le plus ordinairement trente ou quarante jours. Ses effets, lorsqu'il se développe, sont purement nerveux, ce qui semble justifier cette assertion; cependant, pour en démontrer la vérité, nous allons rapporter, en aperçu, les expériences de Rossi, professeur de l'Université de Turin. Ces expériences consistent à faire une incision dans une partie charnue d'un animal sain et bien portant, à enfermer, dans cette incision, une portion de nerf extrait à l'instant même d'un autre animal frappé de la rage, et pendant l'un des plus forts accès. Aux époques fixées par la nature, le premier devient également enragé, et meurt des mêmes accidens. Les virus des animaux venimeux paraissent agir de la même manière, et affecter les mêmes organes. On n'a pas encore découvert de spécifiques contre ces virus, mais il est probable qu'on les trouverait dans les substances alcalines et camphrées et notamment dans l'acide hydrochlorique, l'ammoniaque liquide, appliquée à l'extérieur, ou prise intérieurement avec des modifications relatives, outre les incisions, les excisions et la cautérisation faites sur les parties lésées, immédiatement après la morsure : les substances carbonisées, ou mieux le gaz acide carbonique, qu'on fait respirer au malade jusqu'au premier degré d'asphyxie, sont préconisées, et ont été employées avec un grand avantage par Valli (1).

---

(1) Courmontagne (Pierre), âgé de vingt-deux ans, soldat au premier régiment des cuirassiers de la garde

La deuxième classe des virus nous paraît gazéiforme ou miasmatique ; toutes les fiè-

---

royale, avait été mordu, à l'âge de quatorze à quinze ans, par un chien enragé, à la cuisse droite, où s'apercevaient encore des cicatrices irrégulières : l'animal était mort de cette maladie.

Depuis cette époque, Courmontagne n'a cessé d'éprouver une sorte d'affection nerveuse, accompagnée de spasmes et d'aberration passagère dans les facultés intellectuelles, à tel point que, depuis son entrée au service militaire, ses camarades cherchaient à s'en isoler, et qu'il avait été changé deux fois de régiment. Il était irascible et assez souvent agité par des mouvemens automatiques ; on observait chez lui une loquacité bruyante et irrégulière. Il était maigre ; ses yeux étaient hagards ; il éprouvait des vertiges et des éblouissemens fréquens, son teint était coloré, son pouls presque toujours vibrant et serré. Il a toujours éprouvé une sorte de répugnance pour l'eau pure et limpide, et il n'a jamais manifesté le désir de faire usage de cette liqueur, même dans les circonstances où ses camarades, tourmentés par la chaleur du jour, s'en abreuvaient en sa présence. Neanmoins, il buvait les tisanes amères, et autres liquides opaques et colorés, avec plus ou moins d'avidité.

Tel était son état, lorsqu'il vint à l'hôpital de la garde royale, le 29 mai 1821, pour une entorse qu'il s'était faite au pied droit dans des courses violentes et spontanées. Bientôt après, à son état de trouble habituel, vinrent se joindre des symptômes de nostalgie, et

vres typhodes ou exanthématiques possèdent plus ou moins ces virus, mais ils

---

Courmontagne manifestait hautement le désir d'être réformé. Dans cette intention, loin de se laisser guérir, il employait secrètement la ligature et la position défavorable du membre pour le faire engorger. Un point gangréneux se manifesta vers la partie latérale et antérieure du tarse, et prit un accroissement rapide; enfin, cette partie et l'extrémité inférieure de la jambe furent frappées d'un sphacèle complet, qui en nécessita l'amputation.

Après quelques orages d'irritation traumatique, augmentés instantanément par des écarts dans le régime prescrit, la plaie avait déjà parcouru toutes ses périodes, et était aux deux tiers de sa cicatrisation, lorsqu'au trentième jour de l'opération le malade montra tout à coup une aversion marquée pour toutes sortes de éiquides transparens, et donna des signes d'une augmentation de spasmes et d'inflammation cérébrale. Il éprouva des mouvemens convulsifs, des serremens de mâchoire avec grincemens de dents, et entra dans un véritable état de contraction tétanique. Toutes les excrétions se supprimèrent, le spasme et la roideur prirent une nouvelle intensité, et le malade mourut dans la nuit du trente-deuxième au trente-troisième jour.

Comme tout avait fait présumer pendant sa vie que l'affection maladive existait au cerveau, ce fut par cette cavité qu'on commença l'ouverture cadavérique. Voici les désordres nombreux qu'on y rencontra : hypertro-

sont si subtils et si fugaces, que les uns passent rapidement avec la maladie qui les produit dans le système vivant, sans s'y arrêter, tandis que les autres s'arrêtent instantanément dans certains produits de la maladie, et se dissipent avec les épiphénomènes. Tous peuvent être recélés et con-

---

phie du crâne, principalement à la région occipitale; engorgement considérable des vaisseaux des méninges et du cerveau, ainsi que du sinus longitudinal et des plexus choroïdes; légères granulations à la partie supérieure des hémisphères; environ une once de sérosité jaunâtre dans les ventricules latéraux; fermeté et densité de tout l'encéphale, du prolongement rachidien, et surtout de la protubérance annulaire, dans l'épaisseur de laquelle on observait une teinte rougeâtre, également très-manifeste dans les couches des nerfs optiques : le névrilème de la plupart des nerfs de la moelle allongée, près de leur origine, participait de cette teinte rougeâtre enflammée.

Les voies aériennes que nous avons examinées avec soin, ainsi que le système muqueux du canal intestinal, ne nous ont offert rien de pathologique; les poumons, à quelques adhérences anciennes près, et tous les viscères abdominaux se sont trouvés dans l'état naturel. Le foie seulement avait acquis de l'épaisseur, et se trouvait dans un état d'hypertrophie; mais à notre grande surprise, nous avons trouvé le péricarde, sans aucune trace d'inflammation : il avait contracté une adhérence intime, sans doute très-ancienne, avec toute la

servés plus ou moins long-temps dans des substances inertes et absorbantes, mauvais conducteurs du calorique et de l'électricité, de manière à pouvoir rentrer dans les organisations par l'absorption cutanée ou la respiration pulmonaire ; et, dans certaines circonstances favorables, le mélange de certaines substances avec les miasmes délétères en détruit les effets pernicieux et les propriétés contagieuses : tels sont les gaz sulfureux, muriatique et camphorique ; aussi, les meilleurs préservatifs contre la propagation de ces principes morbides sont ces substances.

J'ai remarqué que le principe pestilentiel porte principalement ses effets sur l'encé-

---

périphérie du cœur ou sa membrane capsulaire, avec laquelle cette première tunique séreuse ou fibreuse était totalement confondue. Les cavités du cœur étaient beaucoup rétrécies, et les principaux vaisseaux qui y prennent origine avaient perdu le tiers à peu près de leur diamètre (1).

La plaie du moignon, presque totalement cicatrisée, n'offrait rien de particulier.

D'après cet exposé, il est évident que les symptômes

(1) Cette pièce pathologique a été présentée à la Société médicale d'émulation, dans sa séance du 18 juillet 1821.

phale et le système nerveux, qu'il parcourt avec une rapidité relative à la constitution du sujet, à la saison et à la température. Il s'arrête souvent dans les points d'adhérence nerveuse ou plexiforme des aisselles, des aines, du cou ou des flancs, où il se forme soit des charbons, soit des bubons, qui n'ont aucun rapport avec les glandes lymphatiques (1). C'est lors de l'éruption de ces exanthèmes que la peste est communicable par le contact, ou par l'atmosphère de l'individu, qui m'a paru avoir une sphéricité de quelques pouces; dans tout autre période, cette contagion n'a pas lieu; encore faut-il un concours de circonstances pour la recevoir dans l'état que nous avons supposé.

---

et les effets qui se sont manifestés chez le sujet de cette observation appartiennent indubitablement au virus rabiéique, inoculé par la morsure de l'animal enragé, qui mourut peu d'heures après de cette maladie, et que ce virus est resté latent, sans produire d'accès violens, jusqu'à l'époque où les causes déterminantes dont nous avons parlé paraissent en avoir développé les effets. Tout semble prouver aussi qu'il s'était concentré dans les systèmes encéphalique et nerveux.

(1) *Voyez* mon Mémoire sur la peste, tome II de mes Campagnes.

Le virus, ou principe morbide de la fièvre des prisons, d'un caractère différent, paraît porter ses principaux effets sur le système dermoïde et muqueux, et, lorsqu'il y a solution de continuité à l'extérieur du corps, la pourriture d'hôpital s'en empare et marche rapidement. Ce principe morbide se transmet facilement, et par l'intermédiaire de l'air, à un certain degré de sphéricité. L'existence de ce principe dans l'économie vivante est également passagère (1).

Celui de la fièvre jaune me paraît le plus subtil et le plus fugace. Je pense néanmoins qu'il existe, mais il n'a qu'un instant de durée, lors du degré le plus exalté de la maladie, se concentrant plus particulièrement

(1) Pour donner une idée de la transmission de ces miasmes morbifères, il suffit de rappeler les événemens tragiques survenus à Oxford, en 1577 ; à Tauton, en 1730, et à Londres, en 1750. Les prisonniers qui furent introduits, en sortant de leurs prisons, dans les tribunaux des assises de ces villes, transmirent aux juges qui étaient sous leur courant des effleuves miasmatiques si délétères que plusieurs d'entre eux moururent presque subitement, et ceux qui échappèrent à la mort furent dangereusement malades de la fièvre dont les prisonniers avaient apporté le germe.

dans les exanthèmes, s'il en existe. Ce virus nous paraît porter principalement ses effets sur les appareils séreux ; aussi la fièvre jaune est-elle constamment accompagnée de péritonite, et souvent d'invagination aux intestins grèles (1). La volatilité de ce principe contagieux et son passage rapide dans le système vivant, expliquent pourquoi sa communication ou sa contagion se manifeste aussi rarement, et pourquoi elle échappe aux recherches des médecins. On chercherait en vain ce principe dans les matières excrémentitielles de l'individu qui en est atteint ; ces matières le neutralisent, et rendent ses effets tout à fait nuls : or, les prétendues dégustations qu'on a faites de ces substances étaient non-seulement inu-

---

(1) A l'autopsie que nous avons eu l'occasion de faire, à l'hôpital du Gros-Caillou, de plusieurs militaires morts d'inflammation aux entrailles, après avoir échappé au danger de blessures graves et par suite d'intempérance, surtout de l'abus des liqueurs spiritueuses, nous avons trouvé des invaginations aux intestins avec une inflammation très-forte de toute la membrane péritonéale, qui était parsemée de points de suppuration et de fausses membranes, tandis que la membrane muqueuse de ces organes était blanche et dans son état naturel, à l'exception des points invaginés.

tiles, mais extrêmement dégoûtantes et absurdes. Le mode le plus efficace d'établir la contagion de cette maladie nous paraît être celui dont le docteur Valli s'est servi avec un si fatal succès (1). Ces exemples seuls, qui nous paraissent convaincans, et un grand nombre d'autres, rapportés dans

---

(1) Valli, peu de jours après son arrivée à la Havanne, commença ses recherches et ses expériences; le 21 septembre 1816, il fit dépouiller de sa chemise un matelot qui venait de mourir de la fièvre jaune, et qui n'avait pas eu d'autre linge pendant sa maladie. Valli, après s'être frotté tout le corps avec cette chemise, se la mit sur le dos, s'habilla ensuite, et alla dîner chez son hôte, Don Gonzalès. Satisfait de son expérience, et dans l'intime persuasion qu'il n'avait pu contracter la maladie, il fut assez gai pendant le premier jour, mais le lendemain 22, il se sentit indisposé ; le 23, il se trouva très-accablé, et le 24, il expira sans convulsions ni douleurs, annonçant qu'en effet il avait contracté la fièvre jaune. (*Voyez* l'Eloge de Valli, par Caillau, secrétaire général de la Société de médecine de Bordeaux.)

Ce médecin philantrope avait déjà couru les plus grands risques, par une inoculation superficielle de peste qu'il s'était faite à Constantinople : il en fut long-temps très-malade, et il conservait encore, lors de son départ pour l'Amérique, un ulcère au talon, qui était le résultat d'une escarre charbonneuse :

l'ouvrage remarquable et très-estimé du

à la visite que ce médecin célèbre vint me faire à son passage à Paris, il me montra cet ulcère.

Le docteur White, médecin anglais, que j'avais vu à Alexandrie, aussi hardi que Valli, mais moins heureux que lui pour cette fois, mourut le neuvième jour d'une semblable inoculation qu'il s'était faite pour la troisième fois.

Dans le Mémoire déjà cité, j'ai fait remarquer que les blessés du siége du Caire ne paraissaient contracter la fièvre jaune de ceux qui en étaient atteints, que lorsqu'ils étaient couchés dans les lits encore chauds de ces derniers; que la maladie ne s'étaitpas communiquée aux malades placés dans les salles supérieures de l'hôpital; qu'elle ne passait pas même d'un lit à l'autre, lorsqu'on avait soin de les tenir un peu écartés et d'entretenir tous les individus dans un état d'isolement et de propreté aussi rigoureux qu'on pouvait l'espérer dans de telles occurrences.

La même maladie paraît avoir régné sur les côtes de la Syrie pendant l'automne de 1800, parmi les troupes des armées anglaises et musulmanes qui étaient campées sur les bords de la Méditerranée, entre Jaffa et Césarée. D'après le docteur Witman, les symptômes de cette maladie étaient ceux de la fièvre jaune. Il annonce qu'elle se manifesta d'abord chez deux artificiers, qui en furent les premières victimes. Elle se répandit ensuite dans tout le camp, et frappa indistinctement un grand nombre de personnes de toutes les classes. L'épouse du général Kochler, commandant la mission anglaise, la contracta, et mourut le septième

docteur Pariset (1), doivent porter tous les gouvernemens sages à prendre pour mesure générale, l'isolement de tous les sujets atteints ou soupçonnés de fièvre jaune. Ainsi, sur cent malades, si un seul peut communiquer le mal et le propager, les quatre-vingt-dix-neuf autres devront être séquestrés de la société ou de la communauté, comme le centième. Mais, à raison de la volatilité des miasmes ictérodes, on a beaucoup moins à craindre les effets de la contagion que dans tout autre typhus : or, les mesures sanitaires ne doivent pas être si rigoureuses que pour la peste, par exemple. Je reviens à mon sujet.

Le pronostic de cette maladie est plus ou moins fâcheux, selon l'âge du sujet, son acclimatement dans les lieux où elle est endémique, le tempérament, le sexe, etc.

Traitement. — Cette maladie présente

---

jour de l'invasion des premiers accidens ; le général, qui la soigna lui-même pendant toute sa maladie, en fut atteint à son tour, et subit en peu de jours le sort de son épouse. (*Voyez* mon Mémoire sur la fièvre jaune, pour les détails de la relation du docteur Witman.)

(1) Le célèbre Humbold partage aussi cette opinion. (*Voyez* son Essai politique sur le royaume de la Nouvelle-Espagne.)

deux indications : la première consiste à désemplir les vaisseaux engorgés, par des moyens déplétifs et dérivatifs, selon l'état de turgescence général ou particulier des parties affectées. Ainsi, si les membranes fibreuses et séreuses de la tête paraissent affectées (ce qui se reconnaîtra par les signes qui caractérisent la phlegmasie de ces membranes), on commencera par l'application des moyens déplétifs sur cette partie, comme celle dont les lésions peuvent jeter le malade d'un instant à l'autre dans un danger imminent. La saignée à la jugulaire, ou à l'une des artères temporales ou à toutes les deux, s'il est nécessaire successivement, produit des effets merveilleux. On lui fait succéder immédiatement les ablutions d'eau à la glace sur le vertex, ou l'application même de la glace, si l'on peut s'en procurer, dont on secondera avantageusement les effets par les bains de jambe sinapisés. On détourne avec le même succès, et aussi promptement, l'irritation et l'inflammation soudaines qui se sont établies dans le système intestinal par l'application sur le bas-ventre, les régions lombaires et les hypocondres, de ventouses mouchetées, en y procédant de haut en bas par des lignes parallèles, de manière à suivre le cours du fluide nerveux, du pôle positif au pôle négatif. Je déclare avoir sorti du danger le plus imminent, à l'aide de ces moyens, un grand nombre de personnes atteintes de cholera-morbus, de péritonite ou d'entérite très-intenses. On peut lire, à ce sujet, l'observation d'une plaie d'arme blanche, à l'intestin, traitée par la suture entrecoupée, et suivie d'une entérite très-aiguë, dans le recueil de mes Mémoires, tome V. Par la même raison, ce remède appliqué à propos sur la même région, dans la fièvre jaune, doit être le plus efficace. A ces moyens héroïques et essentiels, il faut faire succéder immédiatement des demi-bains mucilagineux ou émolliens, à peine tièdes, c'est-à-dire, à la température de 25 à 26 degrés, qu'on répète fréquemment, et qu'on prolonge autant que le malade le désire. Il faut faire usage en même temps de lavemens de la même nature, et froids; de boissons mucilagineuses légèrement acidulées, d'abord, avec les acides végétaux, ensuite, avec des acides minéraux, en petite quantité, et à la glace, autant que possible. On peut donner alternativement avec les boissons, de légers antispasmodiques, tels que les infusions de valériane, de mélilot, de fleurs d'oranger, d'œillet, de cardamome, etc., édulcorées avec le sirop de limon ou de capillaire, et toujours à la glace. Pendant la nuit, on administrera des émulsions faites avec les amandes douces et quelques amandes amères, aromatisées avec l'eau de fleurs d'oranger, et édulcorées avec le sirop de guimauve. Indépendamment de ces émulsions, on pourra faire prendre au malade des pilules composées d'extrait de jusquiame, de nitrate de potasse et de camphre, dans des proportions relatives. On fera des aspersions d'eau froide vinaigrée sur toute l'habitude du corps.

Tels sont les moyens indiqués dans la première période de la maladie : on leur fera subir les modifications relatives aux individus et aux circonstances.

Dans la deuxième période, si la détente s'opère, si les symptômes inflammatoires se dissipent de manière à ce que le mouvement péristaltique des intestins se rétablisse, on secondera le travail de la nature par de légers minoratifs étendus dans un véhicule approprié ; les substances qui nous ont paru les plus propres à entretenir et à favoriser les évacuations alvines, sont le mercure doux associé au petit-lait, édulcoré avec le sirop de guimauve, et aromatisé avec l'eau de fleurs d'oranger. On peut porter la dose du calomélas de 2 à 6, 8 et 10 grains, selon l'intensité du mal. On insistera encore sur l'usage des boissons à la glace, et des lavemens émolliens à peine tièdes.

Si l'on ne peut se procurer de la glace, on peut y suppléer par l'immersion de vases à parois minces, remplis des boissons prescrites, dans la mer et dans les puits; on peut encore faire abaisser la température de ces liquides jusqu'à zéro, en les mettant dans des vases poreux, tels que les *badaques* d'Egypte, ou dans des vases ordinaires enveloppés de linges, qu'on entretient constamment mouillés avec de l'eau salée. D'ailleurs, on peut faire à volonté de la glace, même sous la zone torride, en employant le moyen aussi simple qu'ingénieux du célèbre Davy, qui consiste à faire absorber de l'intérieur d'un vase plein d'eau l'excès de son humidité, mise en expansion par le calorique, au moyen d'une quantité relative de gruau d'avoine chauffé, séché au four, que l'on place autour du vase dans une étendue et une épaisseur relatives à la hauteur et à l'épaisseur du vase que l'on suppose plein d'eau.

Comme à la fin de cette période les forces sont affaiblies, et que le malade se trouve dans un état de prostration, il faut alors passer graduellement à l'usage intérieur de légers toniques, tels que les différentes espèces de quinquina, selon les indications, préparés toujours par infusion, et à froid, dans ces véhicules aqueux sursaturés de plantes amères ou aromatiques. Ces infusions peuvent être animées de quelques gouttes d'acétate d'ammoniaque ou d'éther muriatique, selon l'idiosyncrasie du sujet; pendant la nuit, on peut administrer de fortes infusions de valériane, avec addition de thériaque, de confection d'hyacinthe ou alkermès, aux doses convenables : les lavemens seront composés de décoction de quinquina, des autres amers usités, du camphre à petites doses, ou de sels neutres, selon les indications. On secondera l'effet de ces remèdes toniques par des frictions faites sur toute l'habitude du corps avec du vinaigre camphré, à une température relative à l'état du sujet et à la nature de la saison. Les vésicatoires ne sont presque jamais indiqués, parce que leur effet caustique est souvent suivi d'escarres gangréneuses, ainsi que je l'ai observé en Egypte (1). S'il existait quelques signes de congestion au cerveau, ou une affection paralytique aux membres, il faudrait appliquer à la nuque ou sur les côtés du rachis, le moxa ou le cautère actuel, et à plusieurs reprises : cette affection paralytique se remarque quelquefois à l'estomac, quand surtout la maladie s'est concentrée vers les organes intérieurs, et qu'elle a été de longue durée; dans ce cas, l'application du topique révulsif doit se faire à l'épigastre.

Lorsque le malade est entré dans toute sa convalescence, il faut le soumettre à un régime analeptique, lui faire respirer l'air de la campagne, où il devra faire un exercice modéré, y continuer l'usage dés frictions sèches, des lotions savonneuses, et observer la plus grande propreté.

Hygiène. — Tous les habitans des con-

---

(1) *Voyez*, à ce sujet, mon Mémoire sur la fièvre jaune, ouvrage cité.

trées où la fièvre jaune est endémique sont plus ou moins sujets, quoi qu'en disent les médecins voyageurs, à cette maladie, ainsi qu'on l'observe pour plusieurs autres également endémiques à certains climats, telles que la peste et l'ophthalmie en Egypte, maladies qui attaquent indistinctement les habitans indigènes et les étrangers : sans doute que l'individu acclimaté est moins impressionnable aux effets morbides endémiques de ces maladies, que celui qui reçoit les influences pernicieuses du climat pour la première fois ; encore celui-ci serait-il à peu près aussi exempt que le premier, si, par les connaissances locales et l'expérience dont il manque, il savait prendre les précautions nécessaires pour éviter l'impression de ces influences pernicieuses.

Nous renvoyons, pour les précautions à prendre lorsqu'on arrive pour la première fois dans les climats chauds, à l'excellent ouvrage du docteur Descourtils (1).

---

(1) Guide sanitaire des voyageurs aux colonies, ou conseils hygiéniques en faveur des Européens destinés à passer aux îles (1816).

FIN.

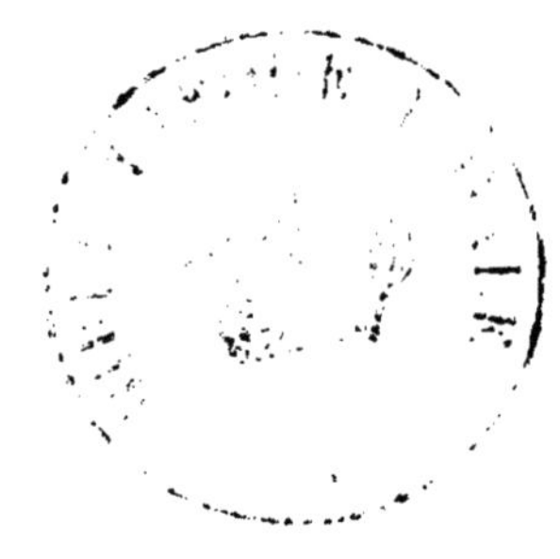

www.ingramcontent.com/pod-product-compliance
Ingram Content Group UK Ltd.
Pitfield, Milton Keynes, MK11 3LW, UK
UKHW021042180726
13838UKWH00004B/1955

9 782329 354224